# Receitas de Cozedura Lenta para Iniciantes 2021

## Receitas Fáceis e Saudáveis para Cozinhar Todos os Dias

# INDICE

# Introdução

A Dieta Mediterrânica é uma óptima forma de viver porque se baseia no consumo de muitas frutas e vegetais, quantidades moderadas de peixe, gorduras saudáveis tais como azeite, frutos secos e sementes, e leguminosas. É uma das dietas mais saudáveis que existe e vai ajudá-lo a perder peso.

A Dieta Mediterrânica concentra-se na sopa, vegetais e proteínas magras como peixe e frango, grãos inteiros como arroz castanho e quinoa, gorduras saudáveis como azeite e óleo de abacate, vegetais frescos, vinho, e ervas aromáticas. Até o ajudará a dormir melhor!

O livro inclui fotografias a cores das receitas e de todos os ingredientes utilizados para as fazer, para que saiba exactamente o que vai nas suas receitas. Fornece também instruções simples sobre como preparar cada refeição utilizando um crockpot. O livro está organizado por época, para que possa facilmente encontrar receitas para os seus pratos favoritos cada vez que procura algo novo.

A Dieta Mediterrânica tem tudo a ver com escolhas alimentares saudáveis que também são fáceis no seu orçamento. Neste livro, encontrará receitas fáceis que são boas para si. Pode comer a comida que quiser e ainda perder peso enquanto desfruta de uma variedade de deliciosos sabores e ingredientes.

Neste livro, encontrará receitas de cozinha lentas e fáceis para os principiantes perderem peso e se sentirem óptimos. Todos os ingredientes destas receitas são frescos, deliciosos, e saudáveis.

As receitas mediterrânicas de culinária lenta são a forma ideal de trazer para casa o sabor da Itália, Espanha, Grécia e Médio Oriente. Pode-se fazer deliciosas refeições lentas sem muito alarido, graças ao fogão lento.

Não se preocupe! Este livro é para si, se procura perder peso e sentir-se óptimo. Se é uma pessoa ocupada, vai adorar este livro de cozinha. Não precisa de se preocupar em **Cozinhar** o jantar antes do trabalho. Estas receitas são todas lentas e são fáceis de preparar. Terá tempo para se sentar e relaxar enquanto os alimentos cozinham para si.

A Dieta Mediterrânica tem sido saudada como uma das formas de vida mais saudáveis, mas talvez difícil de implementar para as pessoas ocupadas.

Ao seguir a Dieta Mediterrânica, poderá desfrutar de pratos simples que fazem o seu corpo e o seu cérebro sentir-se bem. A Dieta Mediterrânica inclui frutas, legumes, cereais integrais, leguminosas, frutos secos, gorduras saudáveis, frutos do mar, aves e produtos lácteos. Também requer quantidades moderadas de vinho tinto, azeite extra virgem, ervas e especiarias, e algumas especiarias como pimenta preta e tomilho. Não é possível combinar diferentes tipos de alimentos no mesmo prato sem causar inflamação no seu corpo, o que provoca aumento de peso.

Se quiser seguir uma dieta ao estilo mediterrânico com um fogão lento, este é o livro de cozinha para si. Não deixe de consultar o índice para uma listagem completa de todos os pratos deste livro. Cada receita vem com uma lista de compras pronta a imprimir para o ajudar a manter o seu plano de dieta enquanto se mantém no orçamento. As receitas são fáceis de fazer e vão ajudá-lo a viver mais tempo.

# Receitas de aves de capoeira e carne

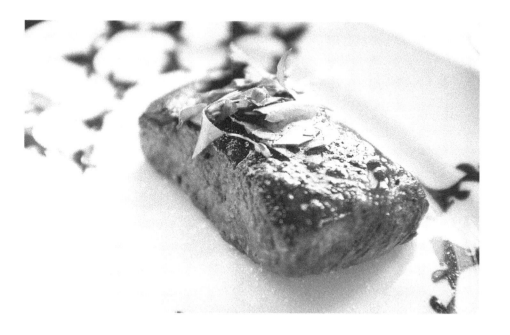

# 1. Galinhas de caça Cornish

**Tempo de Preparação:** 15 minutos

**Tempo de cozedura:** 5 horas e 10 minutos

**Porções:** 2

**Ingredientes:**

- Galinhas de caça de 2 (11/2 libras)
- 1 colher de chá de sal kosher, dividido
- 1 colher de chá de pimenta preta acabada de moer, dividida
- 2 cebolinhas, finamente cortadas em cubos
- 2 folhas de hortelã frescas, picadas
- 1/4 chávena de farinha de milho grosseira
- 2 colheres de sopa de azeite de oliva, dividido
- 1/2 copo de caldo de legumes de vinho branco

**Direcções:**

1. Lavar as galinhas por dentro e por fora. Secar as patas. Temperar o interior de cada uma com metade do sal e da pimenta. Combinar cebolinhas, menta e farinha de milho numa tigela pequena. Colocar 2 colheres de sopa da mistura de farinha de milho na cavidade de cada galinha. Puxar a pele solta sobre a cavidade e prender com fio de cozinha.

2. Aqueça 1 colher de sopa de azeite numa frigideira grande em lume médio até estar quente mas não fumar. Massajar as galinhas com o resto do sal e da pimenta. Colocar as galinhas na frigideira e **Cozinhar** durante 5 minutos. Virar e dourar durante mais 5 minutos.

3. Lubrificar dentro de um fogão lento de 4-5 quartos com 2 colheres de chá de azeite. Utilizar o resto do azeite para escovar as galinhas. Colocar as galinhas no fogão lento e verter no caldo. Cobrir e **Cozinhar** em altura dentro de 4-5 horas. A temperatura de recheio deve ser de 165 F com um termómetro de leitura instantânea.

**Nutrição**:

- Calorias: 991
- Gordura: 34g
- Proteína: 145g
- Sódio: 1,837mg
- Fibra: 1g
- Hidratos de carbono: 16g
- Açúcar: 1g

## 2. Casserole de frango mediterrânico

**Tempo de Preparação**: 15 minutos

**Tempo de cozedura**: 6 horas

**Porções**: 4

**Ingredientes**:

- 1 abóbora-menina média, cubos de 2".
- 1 pimentão médio, semeado e cortado em cubos
- 1 (141/2-ounce) pode cortar o tomate em cubos, sem ser drenado
- 4 metades de peito de frango sem osso e sem pele, pedaços do tamanho de mordidas
- 1/2 chávena de salsa suave
- 1/4 chávena de passas de uva
- 1/4 colher de chá de canela moída
- 1/4 colher de chá de cominho moído
- 2 chávenas de arroz branco cozido
- 1/4 chávena de salsa fresca picada

**Direcções**:

1. Adicionar abóbora e pimentão ao fundo de um fogão lento untado de 4 a 5 quartos. Misturar tomates, frango, salsa, passas, canela e cominho e verter em cima de abóbora e pimentos.
2. Cobrir e **Cozinhar** em baixo dentro de 6 horas ou em cima durante 3 horas. Retirar o frango e os legumes, depois servir sobre o arroz cozido. Colher o molho restante da panela lenta sobre os legumes. Guarneça com salsa.

**Nutrição**:

- Calorias: 317
- Gordura: 3g
- Proteína: 28.5g
- Sódio: 474mg
- Fibra: 3g
- Hidratos de carbono: 43g
- Açúcar: 10g

## 3. Carne de vaca em molho

**Tempo de Preparação**: 10 minutos

**Tempo de cozedura**: 9 horas

**Porções**: 4

**Ingredientes**:

- 1 libra de carne guisada de bovino, picada
- 1 colher de chá de masala de grama
- 1 chávena de água
- 1 colher de sopa de farinha
- 1 colher de chá de alho em pó
- 1 cebola, cortada em cubos

**Instruções**

1. Bater a farinha com água até ficar macia e verter o líquido para o fogão lento.
2. Acrescentar grama masala e carne de vaca guisada.
3. Depois disto, adicionar a cebola e o alho em pó.
4. Fechar a tampa e **Cozinhar** a carne em baixo durante 9 horas.
5. Servir a carne cozinhada com molho grosso do fogão lento.

**Nutrição**:

- 231 calorias,
- 35g de proteína,
- 4,6g de hidratos de carbono,
- 7,1g de gordura,
- 0,7g de fibra,
- 101mg de colesterol, 79mg de sódio, 507mg de potássio

## 4. Sage Ricotta Peitos de Frango

**Tempo de Preparação**: 15 minutos

**Tempo de cozedura**: 8 horas e 6 minutos

**Porções**: 4

**Ingredientes**:

- 6 folhas de salva fresca, picadas
- 1/2 copo de requeijão part-skim
- 4 (4-ounce) peitos de frango sem osso e sem pele
- 1/2 colher de chá de sal kosher
- 1/2 colher de chá de pimenta preta moída na altura
- 1 colher de sopa de azeite de oliva
- 1/2 copo de vinho branco
- Caldo de galinha 3/4 chávena
- 1/4 chávena de azeitonas niçoise, picadas e sem caroço

**Direcções**:

1. Combinar salva e ricotta numa tigela pequena. Cortar suavemente uma fatia num peito de frango para formar um bolso. Encher 2 colheres de sopa de recheio no frango. Atar com cordel de cozinha e pontas de aparar. Repetir com o resto do frango e queijo.
2. Saboreie os peitos de frango com sal mais pimenta. Aquecer o azeite numa frigideira grande até estar quente mas não fumar. Colocar o frango na frigideira e revistar de um lado, cerca de 3 minutos. Virar e dourar no segundo lado, cerca de 3 minutos.
3. Colocar suavemente o frango num fogão lento de 4 a 5 quartos. Verter vinho e caldo de galinha para o fogão lento. **Cozinhar** em

lume brando durante 6-8 horas. Cortar o fio dos peitos de frango e polvilhar com azeitonas.

**Nutrição**:

- Calorias: 168
- Gordura: 7g
- Proteína: 19g
- Sódio: 489mg
- Fibra: 0g
- Hidratos de carbono: 3g
- Açúcar: 0g

## 5. Carne bovina de cebola

**Tempo de Preparação**: 10 minutos

**Tempo de cozedura**: 5,5 horas

**Porções**: 14

**Ingredientes**:

- Lombo de vaca de 4 libras, fatiado
- 2 chávenas de cebola branca, picada
- 3 chávenas de água
- ½ chávena de manteiga
- 1 colher de chá de pimenta preta moída
- 1 colher de chá de sal
- 1 folha de louro

**Instruções**

1. Misturar o lombo de vaca com sal e pimenta preta moída e transferir para o fogão lento.
2. Acrescentar manteiga, água, cebola e folha de louro.
3. Fechar a tampa e **Cozinhar** a carne no Alto durante 5,5 horas.

**Nutrição**:

- 306 calorias,
- 39,6g de proteína,
- 1,7g de hidratos de carbono,
- 14,7g de gordura,
- 0,4g de fibra,
- 133mg de colesterol,
- 301mg de sódio, 551mg de potássio.

## 6. Osso Buco

**Tempo de Preparação**: 10 minutos

**Tempo de cozedura**: 8 horas

**Porções**: 2

**Ingredientes**:

- 1 colher de chá de rosmaninho fresco
- 1 colher de chá de tomilho fresco
- 1 colher de chá de alho picado
- ½ colher de sopa de pasta de tomate
- 1/8 colher de chá de sal marinho
- Pimenta preta moída na altura
- 1 pernil de vitela, cerca de 1 libra
- ½ taça de cebola em cubos
- ½ taça de cenoura cortada em cubos
- ½ aipo cortado em cubos
- ½ colher de chá de casca de laranja
- ½ taça de vinho tinto seco
- 1 chávena de frango com baixo teor de sódio ou caldo de carne

**Direcções**:

1. Numa tigela pequena, combinar o alecrim, tomilho, alho, pasta de tomate, sal, e alguns moinhos da pimenta preta. Revestir o pernil de vitela nesta mistura. Pode fazer isto um dia antes, se desejar, e manter a carne de vitela no frigorífico.
2. Colocar a cebola, cenoura, aipo, casca de laranja, vinho, e caldo no fogão lento. Mexer bem. Aninhar a perna de vitela na mistura de vegetais e vinho.

3. Cobrir e **Cozinhar** em baixo durante 8 horas.

**Nutrição**:

- Calorias: 526
- Gordura Saturada: 5g
- Gordura Trans: 0g
- Hidratos de carbono: 10g
- Fibra: 2g
- Sódio: 576mg
- Proteína: 74g

## 7. Frango Assado de Limão

**Tempo de Preparação**: 15 minutos

**Tempo de cozedura**: 7 horas

**Porções**: 6

**Ingredientes**:

- 1 (31/2- a 4 libras) de frango para fritar
- 1 colher de chá de sal kosher
- 1 colher de chá de pimenta preta moída na altura
- 1 dente de alho, esmagado
- 3 colheres de sopa de azeite de oliva
- 2 limões, cortados em quartos
- 1/2 chávena Caldo de Frango Assado

**Direcções**:

1. Massajar o frango com sal, pimenta, mais alho.
2. Pincel com azeite de oliva.
3. Colocar as moedas de limão na panela lenta.
4.  Cimo com a galinha. Verter o caldo sobre a galinha.
5.  Cobrir e **Cozinhar** em alta dentro de 1 hora.
6. Ajustar o calor para baixo e **Cozinhar** durante 5-6 horas.

**Nutrição**:

- Calorias: 608
- Gordura: 20g
- Proteína: 96g
- Sódio: 825mg
- Fibra: 1g
- Hidratos de carbono: 3g
- Açúcar: 0.5g

## 8. Carne bovina balsâmica

**Tempo de Preparação**: 15 minutos

**Tempo de cozedura**: 9 horas

**Porções**: 4

**Ingredientes**:

- 1 libra de carne guisada de bovino, em cubos
- 1 colher de chá de pimenta de Caiena
- 4 colheres de sopa de vinagre balsâmico
- ½ copo de água
- 2 colheres de sopa de manteiga

**Instruções**

1. Atirar a manteiga para a frigideira e derrete-la.
2. Depois adicionar carne e assá-la durante 2 minutos por lado em lume médio.
3. Transferir a carne com manteiga para o fogão lento.
4. Adicionar vinagre balsâmico, pimenta de caiena, e água.
5. Fechar a tampa e **Cozinhar** a refeição em Low durante 9 horas.

**Nutrição**:

- 266 calorias,
- 34,5g de proteína,
- 0,4g de hidratos de carbono,
- 12,9g de gordura,
- 0,1g de fibra,
- 117mg de colesterol,
- 117mg de sódio, 479mg de potássio.

## 9. Peitos de frango escalfados

**Tempo de Preparação**: 15 minutos

**Tempo de cozedura**: 8 horas

**Porções**: 6

**Ingredientes**:

- 1 alho francês, fatiado
- 1 chalota, cortada em cubos
- 2 dentes de alho, picados
- 1 cenoura grande, descascada e cortada em cubos
- 1 talo de aipo, cortado em cubos
- Peitos de frango sem osso, sem pele, de 11/2 libras
- 1/4 copo de vinho branco seco
- 1 chávena Caldo de Frango Assado
- 1/4 copo de azeite de oliva

**Direcções**:

1. Lubrificar um fogão lento de 4 a 5 quartos utilizando um spray de cozinha antiaderente de azeite.
2. Colocar todas as fixações na panela.
3. Cobrir e **Cozinhar** em baixo dentro de 7-8 horas.
4. Servir cada peito com um pouco do líquido de cozedura e uma garrafa de azeite.

**Nutrição**:

- Calorias: 252
- Gordura: 13g
- Proteína: 25g
- Sódio: 322mg
- Fibra: 1g
- Hidratos de carbono: 7g
- Açúcar: 2g

# 10. Costeletas de Borrego à Espanhola

**Tempo de Preparação**: 10 minutos

**Tempo de cozedura**: 8 horas

**Porções**: 2

**Ingredientes**:

- 1 colher de chá de azeite extra-virgem
- ½ taça de cebola em cubos
- ½ chávena de pimenta vermelha assada em cubos
- 2 colheres de sopa de salsa fresca
- ½ taça de vinho tinto
- 1/8 colher de chá de sal marinho
- Pimenta preta moída na altura
- 1 colher de chá de alho picado
- ½ colher de chá de rosmaninho fresco picado
- 1 colher de chá de páprica fumada
- 2 ombros de borrego com osso, aparados de gordura
- 2 batatas vermelhas, não descascadas, esquartejadas

**Direcções**:

1. Lubrificar o interior do fogão lento com azeite.
2. Colocar a cebola, pimento vermelho, salsa e vinho no fogão lento.
3. Numa tigela pequena, combinar o sal, alguns mós da pimenta preta, alho, alecrim e colorau. Esfregue esta mistura sobre as costeletas de borrego.
4. Para um sabor ainda melhor, faça isto um dia antes para permitir que todos os sabores da fricção permeiem a carne.

5. Colocar as costeletas na panela lenta em cima da mistura de cebola e vinho.
6. As costeletas podem precisar de se sobrepor umas às outras para caberem ligeiramente.
7. Colocar as batatas em cima do borrego.
8. Cobrir e **Cozinhar** em baixo durante 8 horas.

**Nutrição**:

- Calorias: 419
- Gordura Saturada: 4g
- Gordura Trans: 0g
- Hidratos de carbono: 43g
- Fibra: 6g
- Sódio: 326mg
- Proteína: 27g

# Receitas de Arroz e Massas

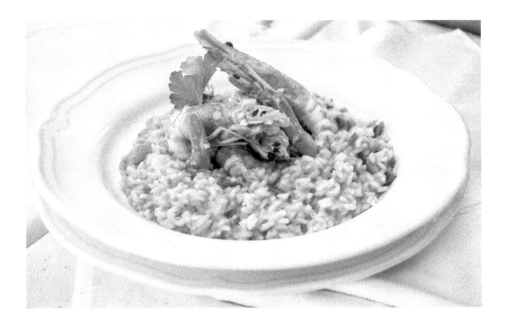

# 11. Lentilhas e Arroz do Mediterrâneo

**Tempo de Preparação**: 5 minutos

**Tempo de cozedura**: 25 minutos

**Porções**: 4

**Ingredientes**:

- 2¼ chávenas de caldo de legumes de baixo teor de sódio ou sem sal
- ½ chávena não cozida lentilhas castanhas ou verdes
- ½ taça de arroz integral instantâneo não cozido
- ½ taça de cenouras em cubos (cerca de 1 cenoura)
- ½ copo de aipo em cubos (cerca de 1 talo)
- 1 (2,25-ounce) pode cortar azeitonas fatiadas, drenadas (cerca de ½ cup)
- ¼ cebola vermelha em cubos (cerca de 1/8 de cebola)
- ¼ chávena de salsa fresca de folha frisada picada
- 1½ colheres de sopa de azeite extra-virgem
- 1 colher de sopa de sumo de limão acabado de espremer (de cerca de ½ limão pequeno)
- 1 dente de alho, picado (cerca de ½ colher de chá)
- ¼ colher de chá kosher ou sal marinho
- ¼ colher de chá de pimenta preta moída na hora

**Direcções**:

1. Numa caçarola média em fogo alto, levar o caldo e as lentilhas a ferver, cobrir, e baixar o calor para médio-baixo. **Cozinhar** durante 8 minutos.

2. Levantar o calor para o meio, e mexer no arroz. Cobrir a panela e **Cozinhar** a mistura durante 15 minutos, ou até que o líquido seja absorvido. Retirar a panela do lume e deixá-la repousar, coberta, durante 1 minuto, e depois mexer.

3. Enquanto as lentilhas e o arroz cozinham, misturar as cenouras, o aipo, as azeitonas, a cebola e a salsa numa tigela grande para servir.

4. Numa tigela pequena, bater o óleo, sumo de limão, alho, sal e pimenta juntos. Ponha de lado.

5. Quando as lentilhas e o arroz estiverem cozidos, junte-os à tigela de servir. Verter o molho por cima, e misturar tudo.

6. Servir quente ou frio, ou armazenar num recipiente selado no frigorífico por até 7 dias.

# 12. Arroz Libanês e Massa Quebrada com Couve

**Tempo de Preparação**: 5 minutos

**Tempo de cozedura**: 25 minutos

**Porções**: 6

**Ingredientes**:

- 1 colher de sopa de azeite extra-virgem
- 1 chávena (cerca de 3 onças) de aletria não cozida ou esparguete fino, partido em pedaços de 1 a 1½ polegadas
- 3 chávenas de repolho picado (quase meio pacote de 14 onças de mistura de salada de repolho ou meia cabeça pequena de repolho)
- 3 chávenas de caldo de legumes com baixo teor de sódio ou sem adição de sal
- ½ copo de água
- 1 chávena de arroz castanho instantâneo
- 2 dentes de alho
- ¼ colher de chá kosher ou sal marinho
- 1/8 a ¼ colher de chá de pimenta vermelha esmagada
- ½ copa vagamente embalada, coentro grosseiramente picado
- Fatias de limão fresco, para servir (opcional)

**Direcções**:

1. Numa panela grande em lume médio-alto, aqueça o óleo. Acrescentar a massa e **Cozinhar** durante 3 minutos a torrar, mexendo com frequência. Acrescentar a couve e **Cozinhar** durante 4 minutos, mexendo com frequência. Acrescentar o caldo, água, arroz, alho, sal e pimenta vermelha esmagada, e

deixar ferver em lume forte. Mexer, cobrir, e reduzir o calor a médio-baixo. Ferver em lume brando durante 10 minutos.

2. Retirar a panela do calor, mas não levantar a tampa. Deixar repousar durante 5 minutos. Pescar os dentes de alho, triturá-los com um garfo, depois mexer o alho de volta para o arroz. Mexer o coentro. Servir com as fatias de limão (se estiver a usar).

**Nutrição**:

- Calorias: 259;
- Gordura Total: 4g;
- Gordura Saturada: 1g;
- Colesterol: 0mg;
- Sódio: 123mg;
- Carbohidratos totais: 49g;
- Fibra: 3g;
- Proteína: 7g

# 13. Arroz espanhol vegetariano

**Tempo de Preparação**: 30 minutos

**Tempo de cozedura**: 6 horas 10 minutos

**Porções**: 3

**Ingredientes**:

- 1 chávena de arroz
- 1 chávena de caldo de legumes
- ½ (15 onças) pode cortar o tomate em cubos
- ½ cebola, cortada em cubos
- ½ pimentão verde, cortado em cubos
- 1 colher de chá de chili em pó
- 1/8 chávena de salsa
- ¾ colheres de chá de alho em pó
- ½ colher de chá de cebola em pó

**Direcções**:

1. Colocar o arroz no crockpot e cobrir com os restantes **Ingredientes**.
2. Cobrir a tampa e **Cozinhar** durante cerca de 6 horas em LOW.
3. Prato para fora e servir quente.

**Nutrição**:

- Calorias: 272
- Gordura: 1.2g
- Hidratos de carbono: 57.5g

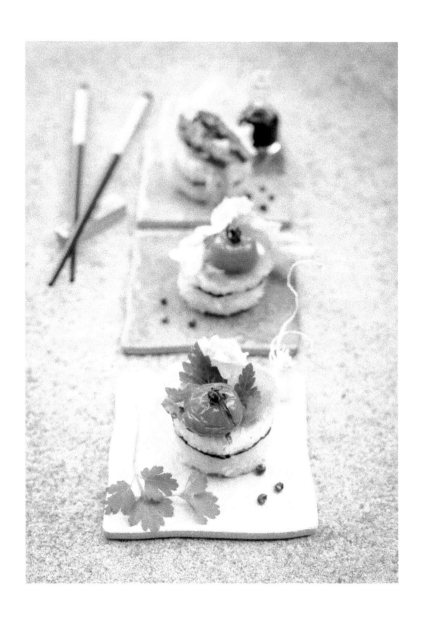

# 14. Pilaf de Arroz Castanho com Passas de Ouro

**Tempo de Preparação**: 5 minutos

**Tempo de cozedura**: 15 minutos

**Porções**: 6

**Ingredientes**:

- 1 colher de sopa de azeite extra-virgem
- 1 chávena de cebola picada (cerca de ½ cebola média)
- ½ taça de cenoura desfiada (cerca de 1 cenoura média)
- 1 colher de chá de cominho moído
- ½ colher de chá de canela moída
- 2 chávenas de arroz castanho instantâneo
- 1¾ chávenas 100% sumo de laranja
- ¼ copo de água
- 1 chávena de passas de uva douradas
- ½ taça de pistachios descascados
- Cebolinho fresco picado (opcional)

**Direcções**:

1. Numa panela de temperatura média sobre temperatura média-alta, aquecer o óleo.
2. Acrescentar a cebola e **Cozinhar** durante 5 minutos, mexendo frequentemente.
3. Adicionar a cenoura, cominho, e canela, e **Cozinhar** durante 1 minuto, mexendo frequentemente.
4. Mexer no arroz, sumo de laranja, e água. Deixar ferver, cobrir, depois baixar o calor para médio-baixo. Deixar ferver durante 7 minutos, ou até o arroz estar cozido e o líquido ser absorvido.

5. Mexer nas passas, nos pistácios e no cebolinho (se estiver a usar) e servir.

**Nutrição**:

- Calorias: 320;
- Gordura Total: 7g;
- Gordura Saturada: 0g;
- Colesterol: 0mg;
- Sódio: 37mg;
- Carbohidratos totais: 61g;
- Fibra: 5g;
- Proteína: 6g

## 15. Arroz espanhol Slow Cooker

**Preparação**: 10 minutos

**Cozinhar**: 4 horas 10 minutos

**Porções**: 8

**Ingredientes**:

- Azeite - 2 colheres de sopa, azeite extra para untar crockpot.
- Arroz integral - 2 chávenas
- Tomates picados na lata - 14½ ounces
- Cebola amarela média, picada - 1
- Alho, picado - 3 dentes
- Caldo ou caldo de sódio baixo (galinha ou vegetal), ou água - 2 chávenas
- Pimentão vermelho, de corte médio - ½
- Pimenta de sino amarela, dados médios - ½
- Cominho moído - 1 ½ colher de chá
- Pimenta em pó - 2 colheres de chá
- Sal Kosher - 1½ colheres de chá
- Folhas de coentro frescas, para guarnição - 2 colheres de sopa

**Direcções**:

1. Verter azeite para uma grande frigideira e levá-lo ao calor médio.
2. Adicionar arroz na frigideira e combinar bem para que os grãos fiquem revestidos com azeite de oliva.
3. Agora ponha a cebola na frigideira e salteie durante cerca de 5 minutos, até o arroz se tornar castanho dourado pálido.
4. Lubrificar ligeiramente o interior do crockpot com azeite de oliva.
5. Transferir o arroz integral para o vaso de cultivo.

6. Acrescentar caldo, pimentão, tomate, alho, cominho, piripiri em pó, sal e combinar bem.
7. Cobrir o jarro, e **Cozinhar** lentamente durante cerca de 4 horas. Duas horas depois, verificar se o líquido está a ser absorvido pelo poço de arroz.
8. Continuar a **Cozinhar** até o arroz se tornar macio e toda a humidade ser absorvida.
9. Cubra-o com folhas de coentro e sirva quente.

**Nutrição**:

- Calorias: 55
- Hidratos de carbono: 5.36g
- Fibra: 1.82g
- Proteína: 1.01g
- Colesterol: 0g
- Açúcar: 2.31g
- Gordura: 3.78g
- Sódio: 394.26mg

## 16. Massa Tripla-Verde

**Tempo de Preparação**: 5 minutos

**Tempo de cozedura**: 15 minutos

**Porções**: 4

**Ingredientes**:

- 8 onças de penne não cozinhada
- 1 colher de sopa de azeite extra-virgem
- 2 dentes de alho, picados (1 colher de chá)
- ¼ colher de chá de pimenta vermelha esmagada
- 2 chávenas de salsa fresca de folha lisa (italiana) picada, incluindo caules
- 5 chávenas de espinafres para bebés (cerca de 5 onças)
- ¼ colher de chá de noz-moscada moída
- ¼ colher de chá de pimenta preta moída na hora
- ¼ colher de chá kosher ou sal marinho
- 1/3 chávena azeitonas Castelvetrano (ou outras azeitonas verdes), sem caroço e cortadas (cerca de 12)
- 1/3 chávena de Pecorino Romano ralado ou queijo Parmesão (cerca de 1 onça)

**Direcções**:

1. Num grande caldo, cozer a massa de acordo com as **instruções da** embalagem, mas ferver menos 1 minuto do que o indicado. Escorra a massa, e guarde ¼ chávena da água de cozedura.
2. Enquanto a massa está a **Cozinhar**, numa frigideira grande em lume médio, aqueça o óleo. Adicionar o alho e a pimenta vermelha esmagada, e cozer durante 30 segundos, mexendo

constantemente. Acrescentar a salsa e **Cozinhar** durante 1 minuto, mexendo constantemente. Adicionar o espinafre, a noz-moscada, a pimenta, o sal, e **Cozinhar** durante 3 minutos, mexendo ocasionalmente, até que o espinafre esteja murcho.

3. Acrescentar a massa e o reservado ¼ copo de água de massa à frigideira. Mexer as azeitonas, e **Cozinhar** durante cerca de 2 minutos, até que a maior parte da água da massa tenha sido absorvida. Retirar do lume, misturar o queijo e servir.

**Nutrição**:

- Calorias: 271;
- Gordura Total: 8g;
- Gordura Saturada: 2g;
- Colesterol: 5mg;
- Sódio: 345mg;
- Carbohidratos totais: 43g;
- Fibra: 10g;
- Proteína: 15g

# 17. Arroz de coco

**Tempo de Preparação**: 45 minutos

**Tempo de cozedura**: 3 horas 45 minutos

**Porções**: 6

**Ingredientes**:

- 4½ chávenas de água
- 2 chávenas de arroz branco de grão longo
- 4 colheres de sopa de manteiga
- 1 chávena de coco não adoçado, ralado
- 1 colher de chá de sal
- 1 chávena de salsa fresca
- 1 colher de chá de canela em pó

**Direcções**:

1. Colocar manteiga e arroz no crockpot e **Cozinhar** em HIGH durante cerca de 15 minutos.
2. Acrescentar os restantes **ingredientes** e cobrir a tampa.
3. **Cozinhar** durante cerca de 3 horas e 30 minutos em BAIXO e servir à mesa.

**Nutrição**

- Calorias: 181
- Gordura: 12.3g
- Hidratos de carbono: 16.5g

## 18. Crock Pot Pizza e Pasta

**Preparação**: 10 minutos

**Cozinhar**: 3¾ horas

**Porções**: 4

**Ingredientes**:

- Caldo de galinha, com baixo teor de sódio, dividido em - 3½ chávenas e 1 colher de sopa
- Carne moída magra - ½ libra
- Turkey pepperonis - ½ cup
- Molho para pizza orgânica - 1½ chávenas
- Presunto picado e cozinhado - ½ chávena
- Sal - ¾ colher de chá
- Tempero italiano - 2 colheres de chá
- Massa de rotini sem glúten - 8 onças
- Pimenta - de acordo com o gosto requerido
- Queijo Mozzarella - 1 chávena
- Non - GMO Cornstarch - ½ colher de sopa

**Direcções**:

1. Esmagar a carne magra moída para o fogão lento.
2. Adicionar uma chávena de caldo à panela lenta, reservar o resto para uso posterior.
3. **Cozinhar** a carne em modo de cozedura lenta durante três horas.
4. Após **Cozinhar**, adicionar cerca de ¾ chávenas de molho de pizza, presunto, pepperonis, sal, tempero italiano e pimenta na panela lenta.
5. Misture-os bem juntos.

6. A seguir, adicionar a massa e as restantes duas chávenas e meia de caldo de carne à panela lenta.
7. Pegue numa tigela pequena e bata o caldo de galinha restante juntamente com o amido de milho até este se tornar macio.
8. Verter esta mistura para a panela lenta.
9. Cobrir a panela lenta e deixá-la **Cozinhar** em lume forte durante uma hora ou até a massa ficar completamente cozida
10. Não cozer em demasia a massa. É altamente recomendável verificar com o nível de consistência do macarrão abrindo a panela lenta quando o temporizador atingir quarenta e cinco minutos.
11. Quando a massa estiver bem cozinhada, verter as restantes ¾ chávenas de molho de pizza juntamente com queijo.
12. Servir quente.

**Nutrição**:

- Calorias: 282
- Carboidratos: 34.8g
- Proteína: 20.2g
- Açúcares: 4.3g
- Gordura: 8.2g
- Fibra dietética: 5g
- Colesterol: 44,6mg
- Sódio: 1130mg
- Potássio: 300,3mg

# 19. Arroz Vegetal

**Tempo de Preparação**: 30 minutos

**Tempo de cozedura**: 4 horas 45 minutos

**Porções**: 3

**Ingredientes**:

- ¼ copo de tomate seco ao sol, finamente cortado
- 1 colher de sopa de sumo de limão
- 1 chávena de arroz
- ½ cebola grande, fatiada
- 1 pitada de açafrão-da-índia moído
- ½ chávena de pimenta vermelha assada, picada
- 2 dentes de alho, picados
- ¼ colher de chá de sal
- ¼ chávena de pimenta verde, finamente cortada em cubos
- 1 talo de aipo, fatiado
- 1 cenoura, fatiada
- ¼ colher de chá de pimenta preta
- 1 colher de sopa de salsa fresca, picada
- 2 chávenas de caldo de vegetais
- ½ colher de sopa de azeite extra-virgem
- ¾ chávena de ervilhas congeladas

**Direcções**:

1. Aquecer óleo numa frigideira grande e adicionar cenouras, cebolas, alho e aipo.
2. Sauté durante cerca de 4 minutos e transferência para o pote de crockpot.

3. Acrescentar arroz, tomate seco ao sol, açafrão, caldo de vegetais, sal e pimenta preta.
4. Cobrir e **Cozinhar** durante cerca de 4 horas em LOW.
5. Mexer na pimenta verde, ervilhas, sumo de limão e pimento vermelho.
6. Cobrir e **Cozinhar** durante cerca de 20 minutos em HIGH.
7. Guarnição com salsa para servir quente.

## Nutrição:

- Calorias: 333
- Gordura: 4.4g
- Hidratos de carbono: 65.2g

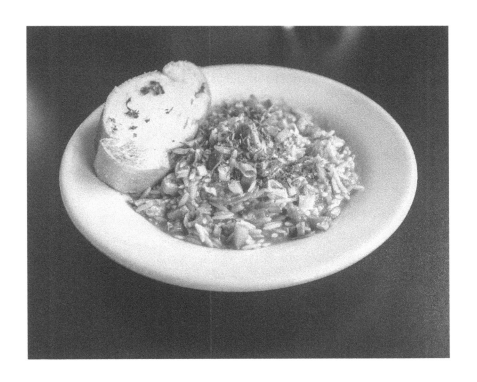

## 20. Bife Biryani de Cozinha Lenta

**Tempo de Preparação**: 30 minutos

**Tempo de cozedura**: 4 horas 15 minutos

**Porções**: 6

**Ingredientes**:

- 1 colher de chá de garam masala
- 2 libras para guisar carne de vaca
- 1 colher de chá de coentros moídos
- ½ copo de iogurte natural
- 1 botão de gengibre, ralado
- 1 ramo de coentros
- 1 colher de chá de curcuma moído
- 1 colher de chá de chili em pó
- 1 colher de sopa de azeite de oliva
- 2 penas de canela
- 2 chávenas de arroz basmati
- 4 dentes de alho, ralados
- 4 cebolas, fatiadas
- 3 chávenas de caldo de carne

**Direcções**:

1. Misturar iogurte, coentros, gengibre, alho e especiarias numa tigela.
2. Mexer na carne para misturar bem e transferir para o crockpot e para o topo com arroz.
3. Cebola salteada em óleo durante cerca de 3 minutos e camada sobre o arroz.

4. Verter em caldo e canela e tapar a tampa.
5. **Cozinhar** em ELEVADO durante cerca de 4 horas.
6. Cimo com folhas adicionais de coentros e servir quente.

**Nutrição**:

- Calorias: 307
- Gordura: 10g
- Hidratos de carbono: 32g

# Receitas de mariscos

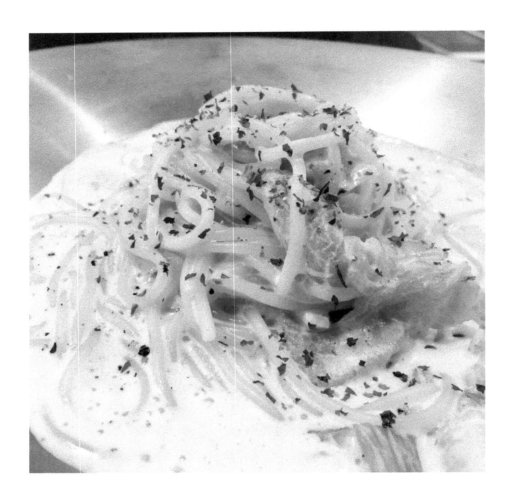

## 21. Couve Siciliana e Tigela de Atum

**Tempo de Preparação**: 5 minutos

**Tempo de cozedura**: 10 minutos

**Poupanças**: 6

**Ingredientes**:

- 1 libra de couve, picada, costelas centrais retiradas (cerca de 12 chávenas)
- 3 colheres de sopa de azeite extra-virgem
- 1 chávena de cebola picada (cerca de ½ cebola média)
- 3 dentes de alho, picados (cerca de 1½ colheres de chá)
- 1 (2,25-ounce) pode cortar azeitonas fatiadas, drenadas (cerca de ½ cup)
- ¼ alcaparras para copos
- ¼ colher de chá de pimenta vermelha esmagada
- 2 colheres de chá de açúcar
- 2 latas (de 6 onças) de atum em azeite de oliva, não escorrido
- 1 (15 onças) pode cannellini beans ou grandes feijões do norte, drenados e enxaguados
- ¼ colher de chá de pimenta preta moída na hora
- ¼ colher de chá kosher ou sal marinho

**Direcções**:

1. Encher um grande depósito três quartos cheio de água, e deixar ferver. Acrescentar a couve e **Cozinhar** durante 2 minutos. (Isto

é para tornar a couve menos amarga.) Esvaziar a couve num escorredor e deixar de lado.

2. Voltar a colocar a panela vazia no fogão em lume médio, e deitar o óleo. Acrescentar a cebola e **Cozinhar** durante 4 minutos, mexendo frequentemente. Acrescentar o alho e **Cozinhar** durante 1 minuto, mexendo frequentemente. Adicionar as azeitonas, alcaparras e pimenta vermelha moída, e **Cozinhar** durante 1 minuto, mexendo com frequência. Acrescentar a couve parcialmente cozida e o açúcar, mexendo até a couve estar completamente coberta com óleo. Cubra a panela e deixe cozer durante 8 minutos.

3. Retirar a couve do calor, misturar no atum, feijão, pimenta e sal, e servir.

4. Dica de **Preparação**: Vegetais espessos, escuros e frondosos como couve, acelga e couve-flor podem ser intimidantes para se prepararem. A chave é remover os caules ou as costelas. Colocar três a quatro folhas uma em cima da outra e dobrar ao meio. Passe a faca pela lateral do caule grosso para a remover completamente. Pique as folhas restantes para a sua receita e adicione os caules (ou guarde no congelador para fazer caldo de legumes).

**Nutrição**:

- Calorias: 265;
- Gordura total: 12g;
- Gordura Saturada: 2g;
- Colesterol: 21mg;
- Sódio: 710mg;
- Carbohidratos totais: 26g;
- Fibra: 7g; Proteína: 16g

## 22. Massa de Camarão Deliciosa

**Tempo de Preparação**: 15 minutos

**Tempo de cozedura**: 7¼ horas

**Porções**: 4

**Ingredientes**:

- 1 (14½-oz.) pode tomate pelado, picado
- 1 (6-oz.) lata de pasta de tomate
- 2 colheres de sopa de salsa fresca, picada
- 1 dente de alho, picado
- 1 colher de chá de orégãos secos
- 1 colher de chá de manjericão seco
- 1 colher de chá de sal temperado
- 1 lb. de camarão cozido
- Sal e pimenta preta acabada de moer, a gosto
- ¼ C. queijo parmesão, desfiado

**Direcções**:

1. Numa panela lenta, colocar todos os **ingredientes** excepto camarão e parmesão e mexer para combinar.
2. Colocar o fogão lento em "Low" e **Cozinhar**, coberto durante cerca de 6-7 horas.
3. Descobrir o fogão lento e mexer no camarão cozido.
4. Polvilhar com queijo parmesão.
5. Colocar o fogão lento em "Alto" e **Cozinhar**, coberto durante cerca de 15 minutos.
6. Servir quente.

**Nutrição**:

- Calorias por porção: 212;
- Hidratos de carbono: 14.6g;
- Proteína: 30,6g;
- Gordura: 3.8g;
- Açúcar: 7,9g;
- Sódio: 828mg;
- Fibra: 3.2g

## 23. Camarão Laranja e Alho

**Tempo de Preparação**: 20 minutos

**Tempo de cozedura**: 10 minutos

**Porções**: 6

**Ingredientes**:

- 1 laranja grande
- 3 colheres de sopa de azeite extra-virgem, dividido
- 1 colher de sopa de alecrim fresco picado (cerca de 3 raminhos) ou 1 colher de chá de alecrim seco
- 1 colher de sopa de tomilho fresco picado (cerca de 6 raminhos) ou 1 colher de chá de tomilho seco
- 3 dentes de alho, picados (cerca de 1½ colheres de chá)
- ¼ colher de chá de pimenta preta moída na hora
- ¼ colher de chá kosher ou sal marinho
- 1½ libras de camarão cru fresco, (ou camarão cru congelado e descongelado) conchas e caudas retiradas

**Direcções**:

1. Aromatize toda a laranja usando um Microplano ou ralador de citrinos.
2. Num saco grande de plástico com fecho de correr, combine a casca de laranja e 2 colheres de sopa de óleo com o alecrim, tomilho, alho, pimenta, e sal. Adicione o camarão, sele o saco, e massaje suavemente o camarão até que todos os **ingredientes** estejam combinados e o camarão esteja completamente coberto com os condimentos. Deixar de lado.

3. Aquecer um grelhador, uma frigideira, ou uma frigideira grande em lume médio. Escovar ou rodopiar na restante 1 colher de sopa de óleo. Acrescentar metade do camarão, e **Cozinhar** durante 4 a 6 minutos, ou até o camarão ficar rosa e branco, virando a meio se estiver na grelha ou mexendo cada minuto se estiver numa frigideira. Transferir o camarão para uma tigela grande de servir. Repetir com o camarão restante, e adicioná-los à tigela.
4. Enquanto o camarão cozinha, descasca a laranja e corta a carne em pedaços de tamanho de mordedura. Adicione à tigela de servir, e atire com o camarão cozinhado.
5. Servir imediatamente ou refrigerar e servir frio.

Dica de ingrediente: Para diferentes combinações de sabores, provar raspa de limão em vez da raspa de laranja e ¼ copo de menta fresca picada em vez de alecrim e tomilho, ou raspa de lima em vez da raspa de laranja e ¼ para ½ colher de chá de pimenta vermelha esmagada em vez do tomilho.

**Nutrição**:

- Calorias: 190;
- Gordura Total: 8g;
- Gordura Saturada: 1g;
- Colesterol: 221mg;
- Sódio: 215mg;
- Carbohidratos totais: 4g;
- Fibra: 1g;
- Proteína: 24g

## 24. Caranguejo dos Orégãos

**Tempo de Preparação**: 10 minutos

**Tempo de cozedura**: 40 minutos

**Porções**:

**Ingredientes**:

- 1 colher de sopa de orégãos secos
- 2 chávenas de carne de caranguejo
- ½ cebola de molas em taça, picada
- ¾ colher de chá de alho picado
- 1 colher de sopa de sumo de limão
- ½ chávena de leite de coco

**Direcções**:

1. No fogão lento, misturar o caranguejo com orégãos e os outros **ingredientes** e fechar a tampa
2. **Cozinhar** durante 40 minutos no Alto, dividir em tigelas, e servir.

**Nutrição**:

- Calorias 151,
- Gordura 3,
- Carboidratos 6
- Proteína 5.

# 25. Mexilhões Cozidos a Vapor em Molho de Vinho Branco

**Tempo de Preparação**: 5 minutos

**Tempo de cozedura**: 10 minutos

**Porções**: 4

**Ingredientes**:

- 2 libras de mexilhões pequenos
- 1 colher de sopa de azeite extra-virgem
- 1 chávena de cebola vermelha cortada finamente (cerca de ½ cebola média)
- 3 dentes de alho, fatiados (cerca de 1½ colheres de chá)
- 1 copo de vinho branco seco
- 2 fatias de limão (¼ polegada de espessura)
- ¼ colher de chá de pimenta preta moída na hora
- ¼ colher de chá kosher ou sal marinho
- Cunhas de limão fresco, para servir (opcional)

**Direcções**:

1. Num grande escorredor na pia, passe água fria sobre os mexilhões (mas não deixe os mexilhões sentarem-se em água parada). Todas as conchas devem ser bem fechadas; deitar fora quaisquer conchas que estejam um pouco abertas ou quaisquer conchas que estejam rachadas. Deixe os mexilhões no escorredor até estar pronto a utilizá-los.
2. Numa frigideira grande em calor médio-alto, aqueça o óleo. Acrescentar a cebola e **Cozinhar** durante 4 minutos, mexendo ocasionalmente. Acrescentar o alho e **Cozinhar** durante 1

minuto, mexendo constantemente. Adicionar o vinho, rodelas de limão, pimenta e sal, e levar ao lume em lume brando. **Cozinhar** durante 2 minutos.

3. Acrescentar os mexilhões e a tampa. **Cozinhar** durante 3 minutos, ou até os mexilhões abrirem as suas conchas. Agitar suavemente a panela duas ou três vezes enquanto estão a **Cozinhar**.

4. Todas as conchas devem agora estar bem abertas. Utilizando uma colher com ranhuras, deitar fora quaisquer mexilhões que ainda estejam fechados. Colher os mexilhões abertos numa tigela rasa, e verter o caldo por cima. Servir com fatias adicionais de limão fresco, se desejado.

5. Dica de **Preparação**: A única forma de estragar os mexilhões é afogando-os. Lembre-se, eles ainda estão vivos, por isso precisam de respirar. Peça ao seu peixeiro para colocar um pouco de gelo na caixa com os seus mexilhões. Quando chegar a casa, deite fora o gelo derretido, coloque os mexilhões no frigorífico, e cozinhe-os no prazo de 24 horas.

**Nutrição**:

- Calorias: 222;
- Gordura Total: 7g;
- Gordura Saturada: 1g;
- Colesterol: 42mg;
- Sódio: 547mg;
- Carbohidratos totais: 11g
- Fibra: 1g
- Proteína: 18g

## 26. Puttanesca de camarão picante

**Tempo de Preparação**: 5 minutos

**Tempo de cozedura**: 15 minutos

**Porções**: 4

**Ingredientes**:

- 2 colheres de sopa de azeite extra-virgem
- 3 filetes de anchovas, drenados e picados (meia lata de 2 onças), ou 1½ colheres de chá de pasta de anchovas
- 3 dentes de alho, picados (cerca de 1½ colheres de chá)
- ½ colher de chá de pimenta vermelha esmagada
- 1 (14,5-ounce) pode tomates cortados em cubos, de baixo teor de sódio ou sem sal, não drenados
- 1 (2,25-ounce) pode fatiar azeitonas pretas, drenadas (cerca de ½ cup)
- 2 colheres de sopa de alcaparras
- 1 colher de sopa de orégãos frescos picados ou 1 colher de chá de orégãos secos
- 1 libra de camarão fresco cru (ou camarão congelado e descongelado), cascas e caudas retiradas

**Direcções**:

1. Numa frigideira grande em lume médio, aquecer o óleo. Misturar as anchovas, o alho e a pimenta vermelha esmagada. **Cozinhar** durante 3 minutos, mexendo frequentemente e esmagando as anchovas com uma colher de pau, até que tenham derretido no óleo.

2. Mexer nos tomates com os seus sumos, azeitonas, alcaparras, e orégãos. Aumentar o calor para médio-alto, e deixar em lume brando.

3. Quando o molho estiver levemente borbulhante, mexer no camarão. Reduzir o calor a médio, e **Cozinhar** o camarão durante 6 a 8 minutos, ou até que fique rosa e branco, mexendo ocasionalmente, e servir.

4. Dica de ingrediente: Ao comprar anchovas para usar como intensificador de sabor da receita, há duas opções convenientes: anchovas enlatadas embaladas em óleo em latas de 2 onças ou pasta de anchovas, vendidas em tubos de 2 onças. Ambos os itens são ricos em sódio, mas a boa notícia é que a utilização de apenas uma pequena quantidade dá um sabor forte e carnoso às receitas - e não será necessário adicionar sal ao prato.

**Nutrição**:

- Calorias: 214;
- Gordura Total: 10g;
- Gordura Saturada: 2g;
- Colesterol: 178mg;
- Sódio: 553mg;
- Carbohidratos totais: 7g;
- Fibra: 2g;
- Proteína: 26g

# 27. Caldeirada de bacalhau do Mediterrâneo

**Tempo de Preparação**: 10 minutos

**Tempo de cozedura**: 20 minutos

**Porções**: 6

**Ingredientes**:

- 2 colheres de sopa de azeite extra-virgem
- 2 chávenas de cebola picada (cerca de 1 cebola média)
- 2 dentes de alho, picados (cerca de 1 colher de chá)
- ¾ colher de chá de paprica fumada
- 1 (14,5-ounce) pode cortar o tomate em cubos, sem ser drenado
- 1 frasco (12 onças) de pimentos vermelhos assados, drenados e picados
- 1 chávena de azeitonas fatiadas, verdes ou pretas
- 1/3 copo de vinho tinto seco
- ¼ colher de chá de pimenta preta moída na hora
- ¼ colher de chá kosher ou sal marinho
- 1½ lombo de bacalhau, cortado em pedaços de 1 polegada
- 3 chávenas de cogumelos fatiados (cerca de 8 onças)

**Direcções**:

1. Num grande armazém em calor médio, aquecer o petróleo. Acrescentar a cebola e **Cozinhar** durante 4 minutos, mexendo ocasionalmente. Adicionar o alho e a paprica fumada e **Cozinhar** durante 1 minuto, mexendo com frequência.
2. Misturar os tomates com os seus sumos, pimentos assados, azeitonas, vinho, pimenta e sal, e aumentar o calor para médio-

alto. Levar ao lume. Adicionar o bacalhau e os cogumelos, e reduzir o calor a médio-alto.

3. Cobrir e **Cozinhar** durante cerca de 10 minutos, mexendo algumas vezes, até que o bacalhau seja cozido e flocos facilmente, e servir.

Dica de ingrediente: Se a sua receita pede vinho e não tem nenhum à mão, aqui estão algumas substituições. Para vinho branco ou tinto doce, use quantidades iguais de sumo de maçã ou sumo de uva. Para vinho branco ou tinto seco, troque em quantidades iguais de caldo de galinha ou de legumes. Também, experimentar 1 colher de sopa de sumo de limão ou vinagre de vinho branco misturado com ½ copo de água (para vinho branco) ou 1 colher de sopa de vinagre de vinho tinto misturado com ½ copo de água (para vinho tinto).

**Nutrição**:

Calorias: 220;

Gordura Total: 8g;

Gordura Saturada: 1g;

Colesterol: 55mg;

Sódio: 474mg;

Carbohidratos totais: 12g;

Fibra: 3g;

Proteína: 28g

## 28. Salmão Parmesão

**Tempo de Preparação**: 10 minutos

**Tempo de cozedura**: 2 horas 30 minutos

**Porções**: 3

**Ingredientes**:

- Filetes de salmão de 7 oz, sem espinhas
- 1 colher de chá de pimenta de Caiena
- 1 colher de chá de pimenta malagueta
- ½ chávena de creme de coco
- 3 oz Parmesão, ralado
- 2 colheres de sopa de sumo de lima
- 1 colher de chá de alho picado
- ¼ chávena de cebolinho fresco, picado

**Direcções**:

1. No fogão lento, misturar o salmão com o creme de coco e os outros **Ingredientes** e fechar a tampa.
2. **Cozinhar** em Alta durante 2 horas e 30 minutos e servir.

**Nutrição**:

- Calorias 279,
- Gordura 16,
- Fibra 1,
- Carboidratos 7
- Proteína 18

# Receitas de sopa

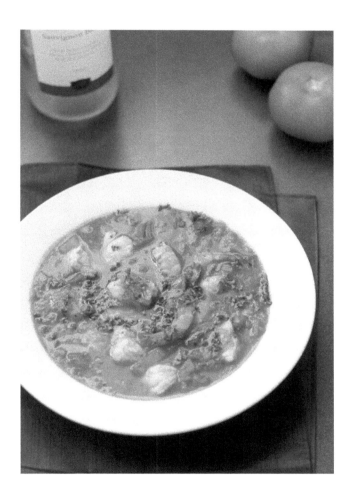

# 29. Sopa de Frango & Sopa de Grão de Bico de Bico

**Tempo de Preparação**: 20 minutos

**Tempo de cozedura**: 8 horas

**Porções**: 4

**Ingredientes**

- 4 chávenas de água
- 1 ½ chávenas de grão de bico, seco
- ¼ coentro de taça, fresco, picado
- ¼ chávena de azeitonas curadas a óleo, sem caroço, cortadas pela metade
- 2 quilos de coxas de frango, sem pele
- 15 onças podem cortar tomates em cubos
- 14 onças podem drenar corações de alcachofra, esquartejados
- 1 folha de louro
- 1 cebola amarela, picada
- 4 dentes de alho, picados
- ½ colher de chá de sal
- ½ colher de chá de pimenta, moída
- ¼ colher de chá de pimenta de Caiena
- 4 colheres de chá de páprica
- 4 colheres de chá de cominho, moído
- 2 colheres de sopa de pasta de tomate

**Direcções**:

1. Numa tigela grande, adicionar grão de bico e água (suficiente para cobrir o grão de bico). Colocar de molho de um dia para o outro
2. Quando estiver pronto para **Cozinhar** na manhã seguinte, drenar e colocar no fogão lento
3. Adicionar 4 chávenas de água e todos os restantes **ingredientes** excepto os corações de coentro e alcachofra
4. Cobrir e **Cozinhar** durante 8 horas em cenário BAIXO
5. Retirar o frango e colocá-lo sobre a tábua de cortar
6. Remover e desfazer-se da folha do louro
7. Cortar a carne em pedaços e voltar para o pote. Acrescentar alcachofras
8. Garnished cada porção com coentro

**Nutrição**:

- Calorias 447,
- Carboidratos 43g,
- Açúcares 8g,
- Fibra 11g,
- Proteína 33g,
- Gordura 15g

# 30. Sopa de Frango Inacreditavelmente Deliciosa

**Tempo de Preparação**: 20 minutos

**Tempo de cozedura**: 6 horas 20 minutos

**Porções**: 8

**Ingredientes**:

- 1½ lb. peitos de frango
- ¾ C. arroz branco de grão longo
- 2 cenouras grandes, descascadas e cortadas em fatias de ¼-inch
- 1 cebola amarela, picada
- 1 talo de aipo, cortado em cubos
- Sal e pimenta preta acabada de moer, a gosto
- 6 C. Caldo de galinha
- 2 colheres de sopa de manteiga, derretida
- 2 colheres de sopa de farinha para todos os fins
- 2 ovos
- ¼ C. sumo de limão fresco
- 2-3 colheres de sopa de queijo feta, desmoronado

**Direcções**:

1. Num fogão lento, colocar os peitos de frango, arroz, cenoura, cebola, aipo, sal, pimenta preta e caldo de carne e mexer para combinar.
2. Colocar o fogão lento em "Low" e **Cozinhar**, coberto durante cerca de 4-6 horas.
3. Descobrir o fogão lento e com uma colher com fendas, transferir os peitos de frango para um prato.
4. Numa tigela, adicionar a manteiga e a farinha e bater até ficar liso.

5. Adicionar cerca de 1 C. de sopa quente na tigela da mistura de farinha e bater até ficar liso.

6. Acrescentar a mistura de farinha na panela lenta com a restante sopa e mexer para combinar.

7. Adicionar o sumo de limão e mexer para combinar.

8. Numa tigela, junte os ovos e bata até ficar espumoso.

9. Adicionar 1 colher de sopa quente na tigela de ovos batidos e bater bem.

10. Repetir este processo 3 vezes.

11. Adicionar a mistura de ovos na panela lenta com a restante sopa e mexer para combinar.

12. Com 2 garfos, desfiar a carne dos peitos de frango.

13. Na sopa, adicionar a carne desfiada e mexer para combinar.

14. Colocar o fogão lento em "Alto" e **Cozinhar**, coberto durante cerca de 15-20 minutos.

15. Servir quente com a cobertura de feta.

## Nutrição

- Calorias por porção: 323;
- Hidratos de carbono: 19.5g;
- Proteína: 31.8g;
- Gordura: 12g;
- Açúcar: 2,4g
- Sódio: 744mg
- Fibra: 1,1g

# 31. Sopa de Massa de Frango com Limão

**Tempo de Preparação**: 15 minutos

**Tempo de cozedura**: 8 horas

**Porções**: 8

## Ingredientes

- 1 ½ libras peito de frango, sem osso, sem pele, e cortado em cubos de tamanho mordedor
- 1 ½ chávenas ou massas orzo
- 2 colheres de sopa de sumo de limão, fresco
- 7 chávenas de caldo de galinha
- ¼ chávena de azeitonas gregas, sem caroço, cortadas
- ¼ copo de tomate seco ao sol, picado
- 4 cebolas verdes, fatiadas
- 1 dente de alho, picado
- 1 ½ colher de chá de salsa, fresca, picada
- 1 ½ colher de chá de orégãos, frescos, picados
- 1 ½ colher de chá de manjericão, fresco, picado
- 1 colher de sopa de azeite de oliva
- 1 colher de sopa de tempero grego
- 1 colher de sopa de alcaparras, drenadas
- 1 colher de chá de pimenta

## Direcções:

1. Acrescentar óleo numa frigideira e aquecer em média-alta

2. Adicionar pedaços de frango, temperar com pimenta e tempero grego, e **Cozinhar** até ficarem uniformemente dourados. Transferir para a panela lenta

3. Na mesma panela, adicionar a cebola e **Cozinhar** até ficar tenra. Acrescentar alho e cozer durante 30 segundos. Verter a mistura sobre o frango na panela lenta

4. Adicionar caldo de galinha, tomate, azeitona, orégãos, manjericão e alcaparras

5. Cobrir e **Cozinhar** durante 6 a 8 horas em LOW

6. Adicionar massa adicionar cozinheiro até al dente, cerca de 15 a 30 minutos

7. Adicionar sumo de limão e salsa

**Nutrição**:

- Calorias 285,
- Carboidratos 31g,
- Açúcar 3g,
- Proteína 25g,
- Fibra 1g, gordura 5g

## 32. Sopa de frango quente

**Tempo de Preparação**: 15 minutos

**Tempo de cozedura**: 7 horas 10 horas

**Porções**: 4

**Ingredientes**:

- 3 peitos de frango sem osso e sem pele, cortados em cubos de 6 polegadas em ½
- 1 cebola, picada
- 3 cenouras, descascadas e cortadas
- 3 talos de aipo, picados
- 3 dentes de alho, picados
- 1 folha de louro
- 5½ C. Caldo de galinha
- Sal e pimenta preta acabada de moer, a gosto
- 2½ C. massa de ovo
- 1 C. Ervilhas congeladas
- ¼ C. salsa fresca, picada

**Direcções**:

1. Numa panela lenta, colocar todos os **ingredientes** excepto macarrão, ervilhas e salsa e mexer para combinar.
2. Colocar o fogão lento em "Low" e **Cozinhar**, coberto durante cerca de 6 horas.
3. Descobrir o fogão lento e mexer no macarrão de ovos e ervilhas.
4. Colocar o fogão lento em "Alto" e **Cozinhar**, coberto durante cerca de 7-10 minutos.
5. Descobrir o fogão lento e mexer na salsa.

6. Servir imediatamente.

## Nutrição

- Calorias por porção: 501;
- Carbohidratos: 40.5g;
- Proteína: 51,2g;
- Gordura: 13,6g;
- Gordura: 13,6g;
- Açúcar: 6,9g;
- Gordura: 6,9g;
- Sódio: 1200mg;
- Sódio: 1200mg;
- Fibra: 5.5g

## 33. Sopa de Carne Aconchegante-Noite

**Tempo de Preparação**: 20 minutos

**Tempo de cozedura**: 4½ horas

**Porções**: 8

**Ingredientes**:

- 1 lb. de grão de bico seco, embebido durante 12 horas e drenado
- 2 lb. coxas de galinha sem pele
- 1 (4-oz.) peça de presunto Serrano, cortado em cubos de 6 polegadas em ½
- Chouriço espanhol de 4 onças, cortado em rodadas de 6 polegadas em ½
- 8 batatas vermelhas bebé, esfregadas e cortadas pela metade
- 2 cenouras médias, descascadas e cortadas em pedaços de ½-polegadas
- 1 alho francês grande, (branco e verde claro), cortado ao meio e fatiado finamente
- 2 talos de aipo, picados
- 3 dentes grandes de alho, picados
- 1 colher de sopa de orégãos frescos, picados
- 2 folhas de louro
- 1 colher de sopa de páprica fumada
- ½ tsp. fios de açafrão
- Sal e pimenta preta acabada de moer, a gosto
- 6 C. Caldo de galinha quente
- 1 lb. de repolho, corado e cortado em 8 cunhas
- ½ C. salsa fresca, picada

**Direcções**:

1. Numa panela lenta, colocar todos os **ingredientes** excepto couve e salsa e mexer para combinar.
2. Colocar o fogão lento em "Alto" e **Cozinhar**, coberto durante cerca de 4 horas.
3. Descobrir o fogão lento e com uma colher com ranhuras, transferir os peitos de frango para uma tábua de cortar.
4. No fogão lento, colocar a couve e submergir na sopa.
5. Colocar o fogão lento em "Alto" e **Cozinhar**, coberto durante cerca de 30 minutos.
6. Entretanto, remover os ossos dos peitos de frango e cortar a carne em pedaços do tamanho de uma dentada.
7. Descobrir o fogão lento e descartar as folhas do louro.
8. Mexer os pedaços de frango e servir com o guarnição de salsa.

**Nutrição**

- Calorias por porção: 832;
- Hidratos de carbono: 78g;
- Proteína: 65.2g;
- Gordura: 29,2g;
- Açúcar: 11,9g;
- Sódio: 923mg;
- Fibra: 16.4g

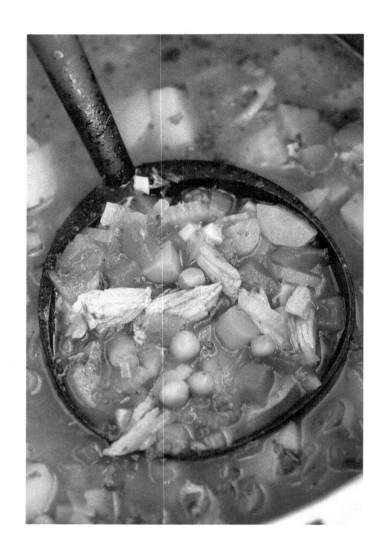

## 34. Sopa de Galinha Saudável

**Tempo de Preparação**: 15 minutos

**Tempo de cozedura**: 4 horas

**Porções**: 6

**Ingredientes**:

- 1½ lb. frango assado cozido, desfiado
- 2 (15-oz.) latas Grandes feijões do Norte, drenados e enxaguados
- 3 cenouras, descascadas e cortadas
- 3 talos de aipo, picados
- 4 C. espinafres frescos para bebé
- 1 cebola amarela, picada
- 3 dentes de alho, picados
- 2 folhas de louro
- Sal e pimenta preta acabada de moer, a gosto
- 4 C. Caldo de frango com baixo teor de sódio
- 2 C. água

**Direcções**:

1. Numa panela lenta, coloque todos os **ingredientes** e mexa para combinar.
2. Colocar o fogão lento em "Alto" e **Cozinhar**, coberto durante cerca de 3-4 horas.
3. Servir quente.

**Nutrição**:

- Calorias por porção: 377;
- Hidratos de carbono: 36.8g;
- Proteína: 47.2g;
- Gordura: 4.2g;
- Açúcar: 2,5g;
- Sódio: 195mg;
- Fibra: 11.7g

## 35. Sopa de Lentilha

**Tempo de Preparação**: 20 minutos

**Tempo de cozedura**: 5 horas

**Porções**: 8

**Ingredientes**

- 1 chávena de lentilhas verdes, enxaguadas
- 8 chávenas de caldo de galinha
- 2 taças escarole, julienned
- ½ aipo para copos, cortado em cubos
- ½ copa corações de alcachofra
- ½ copo de tomate seco ao sol
- 1 chávena de cenouras, fatiadas
- 1 cebola, cortada em cubos
- 3 orégãos de raminhos, frescos
- 1 limão, sumo de limão e zested
- 1 colher de chá de pasta de caldo de legumes

**Direcções**:

1. No fogão lento, adicionar todos os **ingredientes** excepto raspa de limão, sumo de limão e escarole
2. Cobrir e **Cozinhar** durante 5 horas em HIGH ou 8 horas em LOW
3. Adicionar raspa de limão, sumo de limão, e escarole
4. Mexer e **Cozinhar** por mais 10 minutos

**Nutrição**:

- Calorias: 230;
- Gordura Total: 8g;
- Gordura Saturada: 1g;
- Colesterol: 0mg;
- Sódio: 359mg;
- Carbohidratos totais: 34g;
- Fibra: 6g;
- Proteína: 8g

# 36. Sopa de couve

**Tempo de Preparação**: 15 minutos

**Tempo de cozedura**: 8 horas

**Porções**: 8

**Ingredientes**

- 1 ½ libras de repolho verde, corado, picado
- 7 chávenas de caldo de legumes
- 1 chávena de molho de tomate
- ½ endro de copo, fresco
- 2 dentes de alho, picados
- 2 cenouras, descascadas, fatiadas
- 2 cebolas, fatiadas
- 2 batatas russet, esfregadas, fatiadas
- 1 folha de louro
- ¼ colher de chá de açafrão-da-índia, moído
- ½ colher de chá de coentros, terra
- 1 colher de chá de paprica doce
- 1 colher de sopa de cominho, moído
- Sal e pimenta Kosher, a gosto
- 1 limão, sumo de limão e zested

**Direcções:**

1. No fogão lento, adicionar todos os **ingredientes** excepto o endro, sumo de limão e raspa de limão
2. Cobrir e **Cozinhar** durante 8 horas em LOW
3. Remover e desfazer-se da folha do louro

4. Adicionar sumo de limão, raspa de limão, e endro

**Nutrição**:

- Calorias: 230;
- Gordura Total: 8g;
- Gordura Saturada: 1g;
- Colesterol: 0mg;
- Sódio: 359mg;
- Carbohidratos totais: 34g;
- Fibra: 6g;
- Proteína: 8g

# 37. Sopa de Tomate e Quinoa

**Tempo de Preparação**: 10 minutos

**Tempo de cozedura**: 8 horas

**Porções**: 8

## Ingredientes

1. 2 (14,5 onças cada) latas de tomates em cubos pequenos
2. 15 onças podem drenar e enxaguar o feijão Great Northern
3. 1 copo de quinoa, enxaguado
4. 4 chávenas de caldo de legumes
5. 2 folhas de louro
6. ¼ colher de chá de alecrim, seco
7. ¼ colher de chá de tomilho, seco
8. ½ colher de chá de manjericão, seco
9. ½ colher de chá de orégãos, secos
10. 3 dentes de alho, picados
11. 1 cebola, cortada em cubos
12. 1 ramo de folhas de couve, picadas
13. Sal Kosher, a gosto
14. Pimenta, a gosto

## Direcções:

1. No fogão lento, adicionar todos os **Ingredientes** excepto couve
2. Cobrir e **Cozinhar** durante 8 horas em LOW
3. Acrescentar couve e **Cozinhar** durante 20 minutos

**Nutrição**:

- Calorias: 230;
- Gordura Total: 8g;
- Gordura Saturada: 1g;
- Colesterol: 0mg;
- Sódio: 359mg;
- Carbohidratos totais: 34g;
- Fibra: 6g;
- Proteína: 8g

## 38. Sopa de tomate e beringela

**Tempo de Preparação**: 15 minutos

**Tempo de cozedura**: 8 horas

**Porções**:

**Ingredientes**

- 14,5 onças podem drenar os tomates cortados em cubos
- 2 libras de beringela, cortada em cubos
- 3 dentes de alho, picados
- 1 cebola, picada
- 2 folhas de louro
- 4 chávenas de caldo de galinha
- ¼ passa de uva seca em chávena
- 1 colher de chá de cominho, moído
- 2 colheres de chá ras el hanout

**Direcções**:

1. No fogão lento, adicionar todos os **ingredientes**
2. Cobrir e **Cozinhar** durante 8 horas em LOW
3. Louro de descarte de folha
4. Usando um liquidificador de imersão, puré até ficar macio

**Nutrição**:

- Calorias: 230
- Gordura Total: 8g
- Gordura Saturada: 1g
- Colesterol: 0mg
- Sódio: 359mg
- Hidratos de Carbono Totais: 34g
- Fibra: 6g
- Proteína: 8g

# Receitas vegetarianas

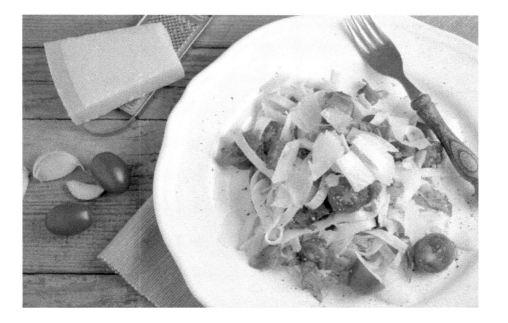

## 39. Ervilhas Verde Manteiga

**Tempo de Preparação**: 10 minutos

**Tempo de cozedura**: 3 Horas

**Porções**: 4

**Ingredientes**:

- 1 chávena de ervilhas verdes
- 1 colher de chá de alho picado
- 1 colher de sopa de manteiga, amolecida
- ½ colher de chá de pimenta de Caiena
- 1 colher de sopa de azeite de oliva
- ¾ colher de chá de sal
- 1 colher de chá de paprica
- 1 colher de chá de garam masala
- ½ chávena de caldo de galinha

**Direcções**:

1. No fogão lento, misturar as ervilhas com manteiga, alho e os outros **ingredientes**,
2. Fechar a tampa e depois cozinhá-la durante 3 horas no Alto.

**Nutrição**:

- Calorias 121,
- Gordura 6.5,
- Fibra 3
- Carboidratos 3.4
- Proteína 0.6

# 40. Mistura de feijão verde de páprica quente

**Tempo de Preparação**: 10 minutos

**Tempo de cozedura**: 1 hora

**Porções**: 4

**Ingredientes**:

- camarão de 2 libras, descascado e desfiado
- ½ libra feijão verde, aparado e cortado pela metade
- 1 colher de sopa de óleo de abacate
- ½ chávena de caldo vegetariano de baixo teor de sódio
- 1 colher de sopa de sumo de tomate
- ½ cebola vermelha em taça, picada
- 1 colher de chá de paprica quente
- 2 colheres de sopa de coentro, picado

**Direcções**:

1. Na panela lenta, combinar o camarão com o feijão verde, óleo e os outros **ingredientes**, colocar a tampa e **Cozinhar** em Alta durante 1 hora.

2. Dividir em taças e servir.

**Nutrição**:

- Calorias 301,
- Gordura 4.4g,
- Colesterol 478mg,
- Sódio 604mg,
- Carboidratos 9,6g,
- Fibra 2.4g,

- Açúcares 1.7g,
- Proteína 53g,
- Potássio 546mg

# 41. Espargos limão

**Tempo de Preparação**: 8 Minutos

**Tempo de cozedura**: 5 Horas

**Porções**: 2

**Ingredientes**:

- espargos de 8 oz
- ½ chávena de manteiga
- Sumo de 1 limão
- Zest de 1 limão, ralado
- ½ colher de chá de curcuma
- 1 colher de chá de alecrim, seco

**Direcções**:

1. No seu fogão lento, misture os espargos com manteiga, sumo de limão e os outros **Ingredientes** e feche a tampa.
2. **Cozinhar** os legumes em baixo durante 5 horas. Dividir entre pratos e servir.

**Nutrição**:

- Calorias 139,
- Gordura 4.6..,
- Fibra 2.5,
- Carboidratos 3.3,
- Proteína 3.5

## 42. Feijão Verde Lima

**Tempo de Preparação**: 10 minutos

**Tempo de cozedura**: 2 Horas e 30 Minutos

**Porções**: 5

**Ingredientes**:

- Feijão verde de 1 libra, aparado e cortado pela metade
- 2 cebolinhas, picadas
- 2 colheres de sopa de sumo de lima
- ½ colher de chá de raspa de lima, ralada
- 2 colheres de sopa de azeite de oliva
- ¼ colher de chá de pimenta preta moída
- ¾ colher de chá de sal
- ¾ copo de água

**Direcções**:

1. No fogão lento, misturar o feijão verde com a cebolinha e os outros **ingredientes** e fechar a tampa.
2. **Cozinhar** durante 2,5 horas em Alta.

**Nutrição**:

- Calorias 67,
- Gordura 5.6,
- Fibra 2,
- Carboidratos 4,
- Proteína 2.1

## 43. Quinoa e Tomatillos Casserole

**Tempo de Preparação**: 10 minutos

**Tempo de cozedura**: 4 horas

**Porções**: 4

**Ingredientes**:

- 1 chávena de queijo suíço magro, desfiado
- 12 onças de tomatillos, picados
- 1 pimentão vermelho, picado
- 1 pinta de tomate cereja, picado
- ½ copo de cebola branca, picada
- 2 colheres de sopa de orégãos, picados
- Uma pitada de pimenta preta
- 1 chávena de quinoa
- 1 colher de sopa de sumo de lima
- 2 libras de abóbora amarela de Verão, em cubos
- Spray de cozedura

**Direcções**:

1. Numa tigela, misturar os tomates com tomatillos, cebola, sumo de lima e pimenta preta e atirar.
2. Unte o seu fogão lento com o spray de cozedura e adicione quinoa.
3. Acrescentar metade do queijo e o abóbora e espalhar.
4. Adicionar o resto do queijo e a mistura de tomatillo, espalhar, cobrir e **Cozinhar** em Low durante 4 horas.
5. Dividir entre pratos, polvilhar orégãos por cima e servir.

**Nutrição**:

- Calorias 388,
- Gordura 11.1g,
- Colesterol 25mg,
- Sódio 203mg,
- Carboidratos 50,1g,
- Fibra 10.1g,
- Açúcares 8.3g,
- Proteína 21.1g,
- Potássio 800mg.

# 44. Cominho Feijão Preto Pimenta

**Tempo de Preparação**: 10 minutos

**Tempo de cozedura**: 4 horas

**Porções**: 4

**Ingredientes**:

- 2 dentes de alho, picados
- 1 colher de chá de pimenta chipotle, picada
- 1 e ½ chávenas de pimenta vermelha do sino, picada
- 1 colher de sopa de chili em pó
- 1 chávena de cebola amarela, picada
- 1 e ½ chávenas de cogumelos, fatiados
- 1 colher de sopa de azeite de oliva
- ½ colher de chá de cominho, moído
- 1 chávena de tomates, picados
- 16 onças de feijão preto enlatado, drenado e enxaguado
- 2 colheres de sopa de coentro, picado

**Direcções**:

1. No seu fogão lento, combine as pimentas vermelhas com cebola, cogumelos, óleo, pimenta em pó, alho, pimenta, cominho, feijão preto e tomate, mexa, cubra e cozinhe no Alto durante 4 horas.
2. Dividir em taças, polvilhar o coentro por cima e servir.

**Nutrição**:

- Calorias 469,
- Gordura 5.9g,
- Colesterol 0mg,
- Sódio 36mg,
- Carboidratos 81,8g,
- Fibra 20g,
- Açúcares 7.7g,
- Proteína 27g,
- Potássio 2047mg.

## 45. Pimentão Sino Vermelho Recheado

**Tempo de Preparação**: 10 minutos

**Tempo de Preparação**: 4 horas e 10 minutos

**Porções**: 3

**Ingredientes**:

- Copo de água 2/4
- ½ Taça de Couscous, não cozinhado
- 2 Links da salsicha italiana da Turquia
- Traço de sal e pimenta
- ½ Taça de Queijo de Alho e Ervas de Cabra, Dividido e Desfiado
- 4 Pimentões Sino Vermelho Pequeno
- 2 colheres de sopa de manjericão fresco, fatiado

**Direcções**:

1. Levar a água a ferver numa panela separada. Agitar gradualmente o cuscuz e retirar a mistura do calor para deixar repousar durante cinco minutos. Ao fim de cinco minutos, fervilhar com um garfo.

2. Enquanto o seu cuscuz é deixado de pé, cozinhe a sua salsicha numa frigideira antiaderente durante quatro minutos ou até ficar dourada de todos os lados em lume médio. Depois mexa o seu cuscuz, sal, pimenta e queijo.

3. Ao mexer, prepare a sua pimenta vermelha e corte a parte de cima da mesma. Deitar fora as sementes e as membranas. No interior do pimento temperar com um fio de sal e dividir a restante mistura de salsicha para usar entre todas as pimentas.

4. Coloque a parte de cima dos pimentos de volta sobre os pimentos e coloque-os no seu fogão lento. Cobrir e **Cozinhar** na temperatura mais baixa durante 4 horas ou até que os pimentos estejam tenros.
5. Retirar os pimentos e polvilhar as tampas no interior com queijo e manjericão fresco. Servir e apreciar.

**Nutrição**:

- Calorias 578,
- Gordura 29.1g,
- Colesterol 203mg,
- Sódio 210mg,
- Carboidratos 6,5g,
- Fibra 2.1g,
- Açúcares 2,7g,
- Proteína 70,7g,
- Potássio 1142mg.

# Receitas de sobremesa

## 46. Morangos Cobertos de Chocolate

**Tempo de Preparação**: 15 minutos

**Tempo de cozedura**: 4 minutos

**Porções**: 24

**Ingredientes**

- 16 onças de pedaços de chocolate de leite
- 2 colheres de sopa para encurtar
- 1 libra de morangos frescos com folhas

**Direcção**

1. Em banho-maria, derreter chocolate e encurtar, mexendo ocasionalmente até ficar liso. Furar a parte superior dos morangos com palitos e mergulhá-los na mistura de chocolate.
2. Virar os morangos e colocar o palito em esferovite para que o chocolate arrefeça.

**Nutrição**:

- 115 calorias
- 7,3g de gordura
- 12,7g de hidratos de carbono

## 47. Foster Bananas

**Tempo de Preparação**: 5 minutos

**Tempo de cozedura**: 5 minutos

**Porções**: 4

**Ingredientes**

- 2/3 chávena de açúcar mascavado escuro
- 1/2 colher de chá de extracto de baunilha
- 1/2 colher de chá de canela moída
- Bananas, descascadas e cortadas longitudinalmente e largas
- 1/4 chávena de nozes picadas, manteiga

**Direcção**

1. Derreter a manteiga numa frigideira profunda em lume médio. Mexer em açúcar, 3 ½ colheres de sopa de rum, baunilha, e canela.
2. Quando a mistura começar a borbulhar, colocar as bananas e as nozes na frigideira. Cozer até que as bananas estejam quentes, 1 a 2 minutos. Servir imediatamente com gelado de baunilha.

**Nutrição**:

- 534 calorias
- 23,8g de gordura
- 4.6g de proteína

# 48. Sobremesa de Sanduíche de Gelado

**Tempo de Preparação**: 20 minutos

**Tempo de cozedura**: 0 minuto

**Porções**: 12

## Ingredientes

- 22 sanduíches de gelado
- Cobertura congelada em recipiente de 16 oz, descongelada
- Frasco (12 oz) Gelado de caramelo
- 1 1/2 chávenas de amendoins com sal

## Direcção

1. Corte uma sanduíche em dois. Colocar uma sanduíche inteira e meia sanduíche num lado curto de uma assadeira de 9 x 13 polegadas. Repetir isto até cobrir o fundo, alternar o sanduíche completo, e o meio sanduíche.
2. Espalhar metade da cobertura chicoteada. Verter o caramelo sobre ela. Polvilhar com metade dos amendoins. Repetir as camadas com o resto das sandes de gelado, chantilly, e amendoins.
3. Cobrir e congelar por um período até 2 meses. Retirar do congelador 20 minutos antes de servir. Cortar em quadrados.

## Nutrição:

- 559 calorias
- 28,8g de gordura
- 10g de proteína

## 49. Sobremesa Frosty Strawberry Dessert

**Tempo de Preparação**: 5 minutos

**Tempo de cozedura**: 21 minutos

**Porções**: 16

**Ingredientes**

- Copo de farinha, açúcar branco, chantilly
- 1/2 chávena de nozes picadas, manteiga
- Copos de morangos fatiados
- Colheres de sopa de sumo de limão
- 1/4 chávena de açúcar mascavado

**Direcção**

1. Pré-aquecer o forno a 175 ° C (350 ° F).
2. Misturar a farinha, açúcar mascavado, nozes e manteiga derretida numa tigela. Espalhar numa assadeira e cozer durante 20 minutos no forno pré-aquecido até ficar estaladiço. Retirar do forno e deixar arrefecer completamente.
3. Bater as claras de ovo à neve. Continue a bater até obter picos firmes enquanto adiciona açúcar lentamente. Misturar os morangos no sumo de limão e misturar as claras de ovo até a mistura ficar ligeiramente rosada. Mexer as natas batidas até que sejam absorvidas.
4. Desfiar a mistura de nozes e espalhar 2/3 uniformemente sobre o fundo de um prato de 9 por 13 polegadas. Colocar a mistura de morango sobre as migalhas e polvilhar o resto das migalhas. Colocar no congelador durante duas horas. Retirá-las do congelador alguns minutos antes de servir para facilitar o corte.

**Nutrição:**

- 184 calorias
- 9,2g de gordura
- 2.2g de proteína

# 50. Sobremesa Alimentar Strawberry Angel

**Tempo de Preparação**: 15 minutos

**Tempo de cozedura**: 0 minuto

**Porções**: 18

## Ingredientes

- Bolo de anjo (10 polegadas)
- Embalagens de queijo creme amaciado
- 1 contentor (8 oz) de penugem congelada, descongelada
- 1 litro de morangos frescos, fatiados
- 1 frasco de cobertura de morango

## Direcção

1. Desfiar o bolo num prato de 9 x 13 polegadas.
2. Bater o queijo creme e 1 chávena de açúcar numa tigela média até que a mistura seja leve e fofa. Mexer a cobertura batida. Esmagar o bolo com as mãos, e espalhar a mistura de creme de queijo sobre o bolo.
3. Combinar os morangos e a geada numa tigela até os morangos estarem bem cobertos. Espalhar sobre a camada de creme de queijo. Arrefecer até estar pronto a servir.

## Nutrição:

- 261 calorias
- 11g de gordura
- 3.2g de proteína

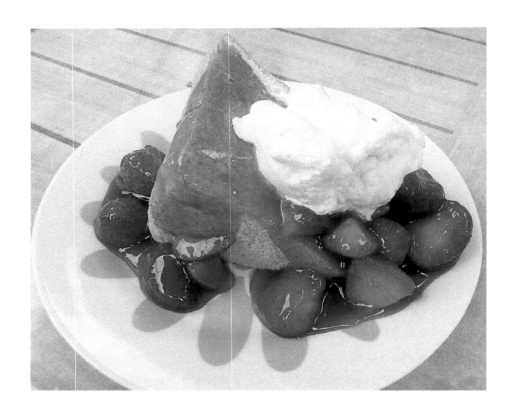

danos que lhes possam ocorrer após empreender a informação aqui descrita.

Além disso, as informações das páginas seguintes destinam-se apenas a fins informativos e devem, portanto, ser consideradas como universais. Como convém à sua natureza, é apresentada sem garantia quanto à sua validade prolongada ou qualidade provisória. As marcas que são mencionadas são feitas sem consentimento escrito e não podem de forma alguma ser consideradas um endosso do titular da marca.

Lightning Source UK Ltd.
Milton Keynes UK
UKHW021839170621
385713UK00002B/450